BEI GRIN MACHT SICH IHR
WISSEN BEZAHLT

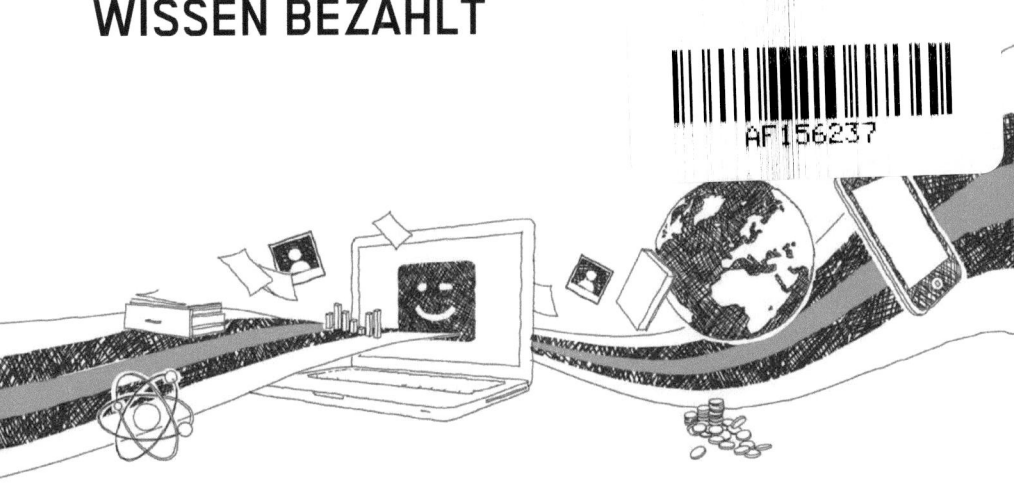

- Wir veröffentlichen Ihre Hausarbeit,
  Bachelor- und Masterarbeit

- Ihr eigenes eBook und Buch -
  weltweit in allen wichtigen Shops

- Verdienen Sie an jedem Verkauf

Jetzt bei www.GRIN.com hochladen
und kostenlos publizieren

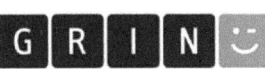

Janett Hemstedt

Die Rolle von Gesundheitszirkeln in der betrieblichen Gesundheitsförderung

GRIN Verlag

Bibliografische Information der Deutschen Nationalbibliothek:

Die Deutsche Bibliothek verzeichnet diese Publikation in der Deutschen National-
bibliografie; detaillierte bibliografische Daten sind im Internet über http://dnb.d-
nb.de/ abrufbar.

Impressum:

Copyright © 2010 GRIN Verlag GmbH
Druck und Bindung: Books on Demand GmbH, Norderstedt Germany
ISBN: 978-3-640-70010-3

Dieses Buch bei GRIN:

http://www.grin.com/de/e-book/156357/die-rolle-von-gesundheitszirkeln-in-der-
betrieblichen-gesundheitsfoerderung

GRIN - Your knowledge has value

Der GRIN Verlag publiziert seit 1998 wissenschaftliche Arbeiten von Studenten, Hochschullehrern und anderen Akademikern als eBook und gedrucktes Buch. Die Verlagswebsite www.grin.com ist die ideale Plattform zur Veröffentlichung von Hausarbeiten, Abschlussarbeiten, wissenschaftlichen Aufsätzen, Dissertationen und Fachbüchern.

Besuchen Sie uns im Internet:

http://www.grin.com/

http://www.facebook.com/grincom

http://www.twitter.com/grin_com

Otto-von-Guericke-Universität Magdeburg

Institut für Sportwissenschaft

Schwerpunkt I: Gesundheit, Bildung und Ernährung

Modul 24: Vertiefung – Gesundheitsförderung

Seminar: Gesundheitsförderung im Betrieb

Sommersemester 2010

Datum: 05. August 2010

Die Rolle von Gesundheitszirkeln in der betrieblichen Gesundheitsförderung

Janett Hemstedt

Studiengang: Bildungswissenschaften BA

6. Semester

„Wo Gesundheit fehlt,

kann Weisheit nicht offenbar werden,

Kunst keinen Reichtum finden,

Stärke kann nicht kämpfen,

Reichtum wird wertlos und

Klugheit kann nicht angewandt werden.“

Herophilos, 300 v. Chr.

Inhaltsverzeichnis

Abkürzungsverzeichnis

Abbildungs- und Tabellenverzeichnis

Abkürzungsverzeichnis

Abb.	Abbildung
BGF	Betriebliche Gesundheitsförderung
ebd.	ebenda
et. al.	et altera
GZ	Gesundheitszirkel
o. J.	ohne Jahresangabe
SGB	Sozialgesetzbuch
u. a.	unter anderem
vgl.	vergleiche
WHO	World Health Organization

Abbildungs- und Tabellenverzeichnis

1. Einleitung

1.1 Hinführung zur Thematik

„Die größte aller Torheiten ist, seine Gesundheit aufzuopfern, für was es auch sei, für Erwerb, für Beförderung, für Gelehrsamkeit, für Ruhm, geschweige für Wollust und flüchtige Genüsse: Vielmehr soll man ihr alles nachsetzen." (Schopenhauer, o. J.)

Der griechische Arzt Herophilos beschäftigte sich bereits 300 v. Chr. mit der Bedeutung von Gesundheit und war von deren Wichtigkeit für den Menschen überzeugt. Auch der deutsche Philosoph Arthur Schopenhauer erkannte im 19. Jahrhundert, welch eine Unvernunft mit der Gesundheit getrieben wird. Schon damals war die Besinnung auf Wohlbefinden dem Streben nach Weiterentwicklung unterstellt, sodass der Erkenntnistheoretiker zu einem bewussteren Erhalt der Gesundheit riet.

Obwohl ersteres Zitat etwa 2300 Jahre alt ist, stellt die dargestellte Problematik noch immer einen aktuellen Diskussionsbedarf dar. Durch den zunehmenden strukturellen und unternehmenskulturellen Wandel werden die Kompetenzen der Mitarbeiter in Betrieben zunehmend gefordert, da diese unmittelbar mit dem wirtschaftlichen Profit zusammenhängen. Um eine optimale und unbeeinträchtigte Arbeitsweise der Arbeitnehmer auch über einen längeren Zeitraum gewährleisten zu können, gibt es verschiedene Möglichkeiten der Förderung. Neben verhaltensorientierter Maßnahmen, einer systematischen Personalentwicklung und vielfältigen Weiterbildungsmaßnahmen spielt vor allem die Gesundheitsförderung in Betrieben eine zunehmend relevante Rolle und sollte in die Ziele eines jeden Unternehmens integriert – also ein Bestandteil der Unternehmenskultur – werden (vgl. Busch, 1996, S. 14-15).

Das Handlungsspektrum im betrieblichen Gesundheitsmanagement ist vielfältig. Ein Instrument zur Verbesserung der Gesundheit und Erhöhung der Arbeitszufriedenheit stellt der Gesundheitszirkel dar. Dabei handelt es sich um einen Mitarbeitergesprächskreis, welcher die Thematik der gesundheitsgerechten Arbeitsgestaltung aufgreift und dadurch arbeitsorganisatorische Mängel aufdecken soll. Von den daraus resultierenden Vorschlägen zur Optimierung der Arbeitsprozesse profitieren neben den Mitarbeitern auch die jeweiligen Unternehmen, da eine erhöhte Motivation, Gesundheit und Arbeitszufriedenheit die Betriebswirtschaftlichkeit (Qualität, Produktivität usw.) fördern (Weinschenk, o. J.).

1.2 Vorgehensweise

Angeregt durch das Seminar „Gesundheitsförderung im Betrieb" bei Frau Rudolph, soll es in der vorliegenden Arbeit um die Rolle von Gesundheitszirkeln (GZ) in der betrieblichen Gesundheitsförderung (BGF) gehen.

Nach der bereits erfolgten Hinführung zum Thema beginne ich im Abschnitt 2 mit einem von zwei Hauptpunkten. Hierbei erläutere ich Gesundheitsförderung im allgemeinen und im betrieblichen Kontext. Dazu gehe ich auf die Begriffsbestimmung, Ziele und ökonomische Wirkungen der BGF ein und schließe den Abschnitt mit einem Zwischenfazit ab.

Im darauffolgenden Gliederungspunkt, dem zweiten Schwerpunkt meiner Arbeit, thematisiere ich Gesundheitszirkel in der BGF. Neben einer Definition und einer Auflistung von Merkmalen, werden die Ansätze des Düsseldorfer Modells und vergleichend dazu des Berliner Modells beleuchtet. Nach einem erneuten Zwischenfazit dient die Schlussbetrachtung sowohl einem Resümee als auch einem Ausblick auf den demographischen Wandel aus betrieblicher Sicht.

Ziel der vorliegenden Arbeit soll es sein, einen Einblick in die Thematik der betrieblichen Gesundheitsförderung zu geben und über das Instrument Gesundheitszirkel zu informieren. Der Fokus richtet sich dabei u. a. auf wesentliche Erkenntnisse zu Fragen wie: Was ist BGF und warum stellt sie einen interessanten Aspekt für Unternehmen dar? Was versteht man unter GZ und wie kann man sich die Rahmenbedingungen und den Ablauf dieser Maßnahme vorstellen?

2. Betriebliche Gesundheitsförderung

Allgemeines zur Gesundheitsförderung

Bereits 1984 wurden Ziele und Prinzipien der Gesundheitsförderung im Grundsatzpapier des Europäischen Regionalbüros der Weltgesundheitsorganisation (WHO) manifestiert. Am 21. November 1986 tagte in Ottawa die erste internationale Konferenz zur Gesundheitsförderung. Das Ergebnis war die Verabschiedung einer Charta, welche auch nach mehr als 20 Jahren ein zentrales Dokument der Gesundheitsförderung darstellt. Der Leitgedanke setzt sich aus zwei Hauptanliegen zusammen: Auf der einen Seite steht die Befähigung der Bevölkerung zu einem eigenverantwortlichen und selbstbestimmten Umgang mit der Gesundheit und auf der anderen Seite zielt die Charta auf eine gesundheitsförderliche Gestaltung der Lebenswelt und Gesundheitsdienste ab (vgl. Erdrich, o. J.).

Betriebliche Gesundheitsförderung

Die Idee einer Gesundheitsförderung im Betrieb ist keine Neuerscheinung. Bereits Anfang des 20. Jahrhunderts wurden betriebseigene Erholungsheime eingerichtet und Gesundheitsförderungsprogramme durchgeführt. 491 Mio. – das war die Anzahl der Arbeitsunfähigkeitstage in der deutschen Wirtschaft im Jahr 2002. Nach Schätzung der Bundesanstalt für Arbeitsschutz und Arbeitsmedizin verursachte dies volkswirtschaftliche Kosten in Höhe von ca. 35 Mrd. Euro (Hoh & Barz, 2010, S. 741, verglichen mit Angaben des wissenschaftlichen Instituts der AOK 2008).

In den letzten Jahren nahmen die krankheitsbedingten Fehlzeiten in den Betrieben stetig ab. Nach dem Tiefststand im Jahr 2006 waren 2007 wieder ansteigende krankheitsbedingte Ausfallzeiten in fast allen Branchen zu verzeichnen. "Seit dem 1. April 2007 ist die betriebliche Gesundheitsförderung als eine eigenständige Pflichtleistung der gesetzlichen Krankenversicherung in §20a SGB V als ein so genannter Setting-Ansatz der Prävention verankert" (ebd., S. 739-741).

2.1 Definition

Für die WHO sei Gesundheit kein Schicksal, so Bögemann (2004, S.47) und führt weiterhin an, dass sie durch individuelles Verhalten wie auch durch institutionelle Einflüsse z. B. in der Arbeitswelt beeinflusst werden könne. Im Folgenden möchte ich einen Auszug aus der Ottawa-Charta von 1986 für einen Definitionsansatz heranziehen:

"Gesundheitsförderung zielt auf einen Prozeß, allen Menschen ein höheres Maß an Selbstbestimmung über ihre Gesundheit zu ermöglichen und sie damit zur Stärkung ihrer Gesundheit zu befähigen. [....]" (ebd.).

Das in einem 38 Punkte-Programm konkretisierte Globalziel der WHO „Gesundheit für alle bis zum Jahr 2000" bezieht sich in einem Abschnitt unmittelbar auf die Arbeitswelt: „Bis zum Jahr 2000 sollte sich in allen Mitgliedstaaten durch die Schaffung gesünderer Arbeitsbedingungen, Einschränkung der arbeitsbedingten Krankheiten und Verletzungen sowie durch die Förderung des Wohlbefindens der arbeitenden Bevölkerung der Gesundheitszustand der Arbeitnehmer verbessert haben" (Hoh & Barz, 2005, S. 306, zitiert nach Demmer, 1993, S. 74).

Zusammengefasst kann man BGF definieren als: „ [...] alle gemeinsamen Maßnahmen von Arbeitgebern, Arbeitnehmern und Gesellschaft zur Verbesserung von Gesundheit und Wohlbefinden am Arbeitsplatz" (Weinschenk, o. J.).

Darüber hinaus lassen sich auf Grundlage der Luxemburger Deklaration von 2007 drei wesentliche Handlungsfelder der BGF feststellen:

- Verbesserung der Arbeitsorganisation und der Arbeitsbedingungen
- Förderung einer aktiven Mitarbeiterbeteiligung
- Stärkung persönlicher Kompetenzen

2.2 Ziele der Betrieblichen Gesundheitsförderung

Die Zielsetzung der BGF ist ein umfangreiches Bündel an Optimierungsansätzen. In Anlehnung an die Ausführungen der Gesundheitswissenschaftlerin Insa Röhling (o. J.) und den Inhalten des Seminars „Gesundheitsförderung im Betrieb" möchte ich einen Überblick über die angestrebten Ziele geben.

Zunächst soll die BGF eine Verbesserung des Gesundheitszustandes der Mitarbeiter hervorbringen. Dazu zählt im Einzelnen:

- Krankheiten am Arbeitsplatz vorbeugen
- Gesundheitspotentiale stärken
- Wohlbefinden am Arbeitsplatz verbessern
- verhaltensbedingte Arbeitsunfälle reduzieren

Bei gutem Gelingen hat dies sinkende Fehlzeiten zur Folge, was sich wiederum positiv auf die Betriebskosten auswirkt, da die Lohnzahlungen bei krankheitsbedingten Fehlzeiten fortgesetzt werden. Laut der Bundesvereinigung der Deutschen Arbeitgeberverbände fielen allein dafür im Jahr 2008 rund 26,5 Mrd. Euro Mehrkosten an (Bundesvereinigung der Deutschen Arbeitgeberverbände, 2009).

Weil Gesundheit allein nicht genügt, um sich dem wachsenden Wettbewerbsdruck stellen zu können, hat sich die BGF weiterhin eine Erhöhung der Mitarbeitermotivation und eine Verbesserung der bereichsübergreifenden Kommunikation zum Ziel gemacht. Aufgrund von Innovations- und Anpassungsprozessen unterliegen Unternehmen einem ständigen Wandel, welchem die Mitarbeiter mit Flexibilität und Kreativität begegnen müssen, um die Produktivität und die Qualität ihrer Arbeit anpassen zu können.

2.3 Ökonomische Wirkungen

Nun ist die Annahme groß, diese Ziele seien für alle Unternehmen ansprechend. Bei einem genaueren Blick in die Praxis sieht die Realität jedoch anders aus.

Woran liegt die ausbleibende Inanspruchnahme der BGF? Meuser (2004, S. 239) hat zwei grundlegende Erklärungsmöglichkeiten für diese Frage:

- Blindheit: Die Möglichkeiten sind noch nicht entdeckt worden. Vor lauter Fixierung auf lauernde Gefahren werden eigene Aktionsfelder glatt übersehen.

- Trojanisches Pferd: Betriebliches Gesundheitsmanagement wird als verführerische Idee erkannt, jedoch nicht umgesetzt, weil der Glaube an die ökonomischen Vorteile im Unternehmen fehlt.

Die Ökonomie setzt sich aus Betriebswirtschaft und Volkswirtschaft zusammen. Die Kosten für die Gesundheitsförderung werden hauptsächlich von den Betrieben getragen. Der daraus resultierende Nutzen für die einzelnen Personen (stabilere Gesundheit, verbesserte Lebensqualität, höhere Lebenserwartung usw.) wird jedoch auch außerbetrieblich wirksam und verlagert sich somit in eine volkwirtschaftliche Ökonomie. Dadurch entstehen Bedenken seitens der Unternehmen, ob am Ende der betriebswirtschaftliche Gewinn hoch genug ausfällt. Um genau diese Problematik anzugehen, bedarf es einer Wirtschaftlichkeitsanalyse, welche die Kosten- und Nutzeneffekte aufzeigen soll. Was kommt nun auf einen Betrieb zu, der sich für eine Gesundheitsförderung der Mitarbeiter entscheidet?

2.3.1 Kosten

Für ein Unternehmen mit dem Vorhaben, BGF in den Arbeitsalltag zu integrieren, fallen zunächst Personalkosten an. Diese belaufen sich neben der Bezahlung des Trainers auch auf die Vorbereitung, Durchführung und organisatorische Begleitung der Maßnahme. Darüber hinaus müssen Kosten für Informations- und Gebrauchsmaterial aber auch für Räumlichkeiten und Energie einkalkuliert werden. Die Höhe des finanziellen Aufwandes richtet sich nach dem konkreten Gesundheitsprogramm.

Als Beispiel hierfür lassen sich zum einen die kostenintensivere Einrichtung eines Fitness- und/oder Entspannungsbereiches und zum anderen die verhältnismäßig günstigere Durchführung einer Rückenschule nennen.

Die Finanzierung von Maßnahmen der BGF ist mittlerweile nicht mehr ausschließlich die Angelegenheit der jeweiligen Betriebe. Hierfür möchte ich im Folgenden drei „Anschlussstellen" aufführen (ebd., S. 242):

1. Laut §20 SGB V („Prävention und Selbsthilfe") haben die gesetzlichen Krankenkassen seit dem Jahr 2000 im Rahmen von Bonusprogrammen die Möglichkeit, Unternehmen für gesundheitsbewusstes Verhalten finanziell zu belohnen. Die Beteiligung bei Leistungen zur primären Prävention und von den Arbeitsschutz ergänzenden Maßnahmen der BGF ist monetär auf 2,66 € pro Versicherten und Jahr festgelegt. (Stand 2003)

2. Mit Inkrafttreten des GKV-Modernisierungsgesetzes (GMG) am 01.01.2004 gab es eine weitere Änderung des SGB V, die einen teilweisen Kostentransfer vom Betrieb in das volkswirtschaftliche System unterstützt.

    § 65a SBG V Abs. 3: „Die Krankenkasse kann in ihrer Satzung auch vorsehen, dass bei Maßnahmen der Betrieblichen Gesundheitsförderung durch Arbeitgeber sowohl der Arbeitgeber als auch die teilnehmenden Versicherten einen Bonus erhalten." Dies soll insbesondere einen Anreiz für die Arbeitgeber schaffen.

3. Das im Kabinett im Juni 2008 beschlossene "Jahressteuergesetz 2009" bringt Arbeitgebern, die in BGF investieren, darüber hinaus erhebliche steuerliche Erleichterungen. Nach § 3 Nr. 34 EStG sollen rückwirkend ab 01.01.2008 Maßnahmen des Arbeitgebers zur betrieblichen Gesundheitsförderung bis zu 500 € pro Beschäftigtem steuerfrei bleiben (Jürgen-Scholz, o. J.).

2.3.2 Nutzen

Dem Aspekt der finanziellen Aufwendungen steht der für Unternehmen weitaus attraktivere Ausblick auf den Nutzen gegenüber. Dieser ist im Gegensatz zu der Kostenerfassung schwer zu definieren. Um das zu verdeutlichen, möchte ich ein Beispiel nennen: Ein Unternehmen nimmt betriebliche Gesundheitsprojekte in Anspruch und erfährt daraufhin ein verringertes Aufkommen von Fehlzeiten. Diese Entwicklung sei zwar quantitativ zu erfassen, so Meuser (2004, S. 243), jedoch ergäben sich offene Fragen:

1. Welche Veränderungen sind außer der Fehlzeitenreduktion auf die Einführung der BGF zurückzuführen?

2. Wie ist ein reduzierter Fehltag zu bewerten? Bei einer Bedienung im Restaurant zum Beispiel kann ein Teil der ausfallenden Produktivität durch andere Mitarbeiter ausgeglichen werden – doch welche Höhe hat der verbleibende Ausfall?

3. Inwiefern ist die Abnahme krankheitsbedingter Fehlzeiten auf die Einführung von BGF zurückzuführen? Woran ist festzustellen, ob es sich bei einem Rückgang der Arbeitsunfähigkeitsfälle nicht eventuell um einen „Hawthorne-Effekt" (eine Art Placebo-Wirkung) handelt oder möglicherweise nur durch Zufall (z. B. günstige Witterungsbedingungen) entstand?

Auch wenn diese Fragen nicht vollständig geklärt werden können, können Maßnahmen der BGF ein breites Spektrum an nützlichen Aspekten hervorbringen. Dazu möchte ich mich erneut auf die Ausführungen Meusers (ebd., S. 243-244) stützen und einige Möglichkeiten nennen, welche die im Gliederungsabschnitt 2.2 genannten Punkte ergänzen:

- Reduktion von Gesundheitsrisiken und der krankheitsbedingten Fehlzeiten
- Verbesserung der Lebensqualität und des Betriebsklimas
- Senkung der Fehlerquote und Produktivitätssteigerung
- Flexibilität der Mitarbeiter und Reduktion der Fluktuation

2.3.3 Exemplarische Kosten-Nutzen-Berechnung

Dieser Abschnitt beinhaltet ein Teilergebnis einer Fallstudie der Pinneberger Verkehrsgesellschaft mbH (PVG). Bei der PVG handelt es sich um ein mittelständisches Unternehmen des öffentlichen Personennahverkehrs im Großraum Hamburg. Dort sind von den insgesamt 530 Beschäftigten 80% im Fahrdienst tätig. 1988 wurde im Kontext einer Gesundheitsinitiative der PVG u. a. die Arbeitsgruppe „Fahrdienst 90" gegründet. Im Studienverlauf wurden in einem Zeitraum von einem Jahr verschiedene Methoden (Gesundheitsbericht, Mitarbeiterbefragung, Betriebsvergleich, Gesundheitszirkel) angewandt (vgl. Kerkau, 1997, S. 142-148). Darüber hinaus wurden Komponenten wie z. B. Höhe der Personalreserve, Fluktuationsrate usw. über mehrere Jahre mittels quantitativer Messungen verglichen und daraus mögliche Einsparungen errechnet. Auf diese Weise konnte der wirtschaftliche Nutzen des Gesundheitsförderprogramms ermittelt werden (ebd., S. 164-165):

Abbildung 1: Kosten-Nutzen-Berechnung der Gesundheitsförderung

KOSTEN		NUTZEN	
Entwicklung Führungsgrundsätze und Schulung	20.000 DM	Eingesparte Lohnfortzahlungen	360.00 DM
Kosten für die Fahrdienstgruppen	400.000 DM	Arbeitgeberanteile für die Sozialversicherung	70.000 DM
Mitarbeiterversammlung	30.000 DM	Eingesparte Personalreserve (12 Mitarbeiter)	1.000.000 DM
Sozialberater	80.000 DM	Durch Hierarchieabbau eingesparte Personalkosten	300.000 DM
Urlaubsplanung / Diensttausch in der Gruppe	- - -	Sonstiger Nutzen (z. B. geringere Fluktuation)	20.000 DM
Veränderte Dienstplangestaltung	- - -		
Leistungszulage (Umverteilung linearer Lohnerhöhungen)	- - -		
Mitsprache bei Dienstkleidung etc.	- - -		
Einbau von Standheizungen und Staubfiltern	- - -		
Kostenlose Massagen	30.000 DM		
Kostenbeitrag Fitnesstraining	30.000 DM		
Seminare Stressvermeidung, An- und Entspannungstechniken (während der Arbeitszeit)	40.000 DM		
Trainerhonorare	20.000 DM		
Seminare zur Gesundheit z. B Wirbelsäulengymnastik (Finanzierung durch AOK)	- - -		
Incentives bei niedrigen Fehlzeiten (z. B. Geld- und Sachprämien)	50.000 DM		
GESAMT	750.000 DM	GESAMT	1.750.000 DM
		Abzüglich Kosten	750.000 DM
		Einsparungen	1.000.000 DM

Quelle: eigene Darstellung in Anlehnung an Kerkau, 1997, S.166

2.3.4 Fazit

Der Auflistung der Kosten stehen die aufgeführten Punkte der Nutzeneffekte gegenüber. Dabei nimmt Erstgenanntes einen nicht zu unterschätzenden Faktor ein. Wenn man nun jedoch die finanzielle Beteiligung der Krankenkassen und die Möglichkeiten auf eine Kostenreduktion aus betrieblicher Sicht betrachtet, sollte BGF ein lukratives Angebot für viele Unternehmen darstellen. Um diesen Gliederungsabschnitt der ökonomischen Wirkungen von BGF abzuschließen, möchte ich es mit den Worten Meusers (2004, S. 247) formulieren, für den sich BGF folgendermaßen darstellt: „Vom Trojanischen Pferd zum Geschenkten Gaul (dem man auch noch ins Maul schauen darf)."

3. Gesundheitszirkel in der Betrieblichen Gesundheitsförderung

Nachdem ich ein Zwischenfazit der BGF aus ökonomischer Sicht gegeben habe, möchte ich an dieser Stelle auf ihre Instrumente und Methoden eingehen. Die Krankenkassen haben in der Vergangenheit u. a. mit Sportlern, Arbeitspsychologen, Medizinern, Betriebswirten, Ernährungswissenschaftlern und Physiotherapeuten zusammengearbeitet, um Programmpunkte der BGF herauszustellen. Daraus entwickelten sich seit 1990 *Instrumente und Methoden*, die in sog. Modellversuchen erprobt und verändert wurden (vgl. Göbel & Guthke, 1996, S. 164-165.):

- Erstellung eines Gesundheitsberichtes (dient vor allem zur Diagnose von Krankheitsausfalltagen),
- Bildung eines Arbeitskreises Gesundheit (stellt ein Gremium zur Projektsteuerung dar),
- Durchführung von Mitarbeiterbefragungen,
- Kursangebote (für Beschäftigte),
- Evaluation und
- Einführung von *Gesundheitszirkeln,* auf die ich im Folgenden näher eingehen möchte.

3.1 Definition

Bei einem Gesundheitszirkel handelt es sich um eine Arbeitsgruppe, in der sich die Beschäftigten eines Betriebes über persönliche Belastungserfahrungen austauschen können. Dabei sollen Vorschläge zur Verbesserung von Arbeitsbedingungen und einem optimierten Arbeits- und Gesundheitsschutz erarbeitet werden. Ein neutraler Moderator begleitet den Prozess.

Zu den Ergebnissen dieser Methode könnten Maßnahmen wie die Anschaffung neuer Bürostühle, Änderungen in der Klimaanlage und Umsetzung von verbesserten Lärmschutzmaßnahmen zählen (Weinschenk, o. J.).

3.2 Merkmale von Gesundheitszirkeln (nach dem *Düsseldorfer Modell*)

Im Folgenden möchte ich in Anlehnung an Beuels, Slesina und Sochert (1998, S. 65-66) die neun wesentlichen Merkmale von GZ nennen und erläutern:

- verhältnisorientiert:

GZ dienen dem Abbau arbeitsbedingter Gesundheitsrisiken und sollen zu einer gesundheits- und menschengerechten Arbeitsgestaltung beitragen. Dieser verhältnisorientierte Ansatz bezieht das Verhalten am Arbeitsplatz als zentrale Komponente mit ein, solange ein Zusammenhang zur Arbeitssituation besteht.

- heterogene Gruppen:

Ein GZ wird sowohl aus den Verantwortlichen für den Gesundheitsschutz als auch den Betroffenen im Betrieb gebildet.

- beschäftigtenorientiert:

Das Erfahrungswissen der Beschäftigten über beanspruchende Arbeitsaspekte bildet die Grundlage für das Gespräch im Zirkel. Das Instrument soll einen Dialog mit anderen Zirkelmitgliedern ermöglichen und deren unterschiedliche Perspektiven prüfen und kommentieren.

- thematisch offen:

Die Wahl der einzelnen Themenschwerpunkte bestimmt der Zirkel. Das zu bearbeitende Feld ist lediglich auf die Arbeitsbedingungen und dem Arbeitsverhalten im Betrieb begrenzt.

- zielorientiert:

Die Aufgabe eines GZ ist nicht nur problemaufzeigend, sondern auch ideengenerierend. Als Resultat der Zirkelarbeit sollen praktische Änderungsvorschläge und Maßnahmen entstehen. Eventuelle Optimierungsmöglichkeiten ergeben sich dabei aus dem Wissen der Beschäftigten.

- konsensorientiert:

Die Arbeit in einem Zirkel strebt eine gemeinsame Sichtweite über änderungsbedürftige Arbeitsaspekte und geeignete Lösungsansätze unter den Zirkelmitgliedern an.

- moderierte Gruppen:

Die Sitzungen werden von einem Moderator begleitet.

- zeitlich befristet:

Bei GZ handelt es sich um eine Form der zeitlich begrenzten Projektarbeit. Nach einer festgelegten Anzahl von Sitzungen wird der Einsatz des Instruments beendet.

- regelorientiert:

Eine gleichberechtigte Aussprache im Zirkel ist die Voraussetzung für das Gelingen des Instruments. Hierfür dienen die nachstehend angeführten Regeln der Zusammenarbeit:

Regeln für die Arbeit in Gesundheitszirkeln

Die folgenden Gesprächsregeln werden bei der ersten Zirkelsitzung vorgestellt, besprochen und vereinbart. Dabei handelt es sich um einen Auszug der in Beuels' et. al (1998, S. 61-62) aufgeführten Übersicht:

- Jeder im Zirkel ist Experte und zwar jeder auf seinem Gebiet.
- Jeder hat die Möglichkeit, seine Meinung frei zu äußern und auszureden.
- Meinungen sollen nicht der Person angelastet werden.
- Was in der Gruppe gesagt wird, soll auch in der Gruppe (= Zirkel) bleiben.
- Die Diskussion sollte beim Thema bleiben und nicht auf andere Punkte ausufern.
- Abweichende Meinungen sollen begründet werden.
- Nicht alle geäußerten Meinungen und Vorschläge können verwirklicht werden.
- Die Redebeiträge sollten eine Minute nicht überschreiten.

3.3 Ansätze

Die Aufarbeitung von Optimierungsansätzen in Form eines Zirkels ist auf eine aus Japan und Amerika stammende Idee zurückzuführen. Die ursprüngliche Form stellte ein Qualitätszirkel dar, welcher für die Verbesserung der Qualitätssicherung zuständig war. Durch die Zunahme neuer Technologien und Belastungsverschiebungen rückten zunehmend Probleme im Arbeitsalltag in den Vordergrund. Dies war ein Anlass für die Durchführung eines Forschungsprojekts der Universität Düsseldorf im Jahr 1984. Das Modell ermöglichte Mitarbeitern, sich mit den Belastungen an ihrem eigenen Arbeitsplatz in Projektgruppen auseinandersetzen. 1986 trat im Zuge des Forschungsvorhabens erstmals der Begriff „Gesundheitszirkel" auf (vgl. Kopp, 1994, S. 10-11). Das daraus hervorgegangene *Düsseldorfer Modell* sollte nicht das Einzige bleiben und so entstand darüber hinaus das *Berliner Modell*. Auf beide möchte ich in diesem Gliederungsabschnitt eingehen.

3.3.1 Düsseldorfer Modell

Entstehung

Der *Düsseldorfer Gesundheitszirkelansatz* ist auf die Professoren Wolfgang Slesina und Christian von Ferber zurückzuführen und ist das Resultat einer intensiven Beschäftigung mit dem Arbeitsschutzsystem der Bundesrepublik, seinen Erfolgen und seinem Weiterentwicklungsbedarf. Dazu arbeiteten sie von 1984 bis 1989 mit den Thyssen-Stahlwerken zusammen.

Zusammensetzung

Abbildung 2: Aufgaben und Zusammensetzung eines Gesundheitszirkels

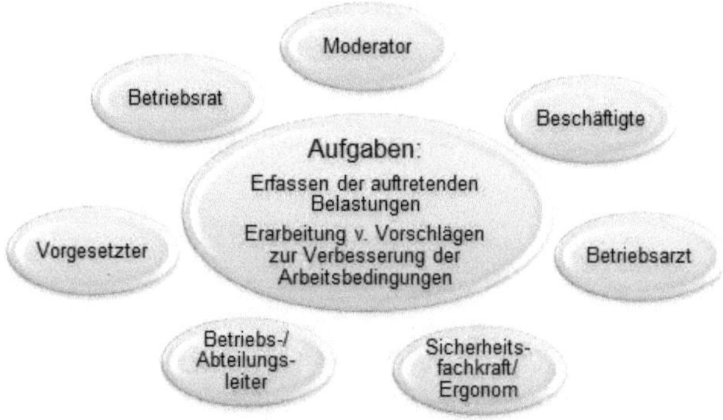

Quelle: eigene Darstellung in Anlehnung an Sochert, 1999, S.32

Ein GZ nach dem Düsseldorfer Modell wird aus acht bis zehn Mitarbeitern verschiedener Hierarchieebenen gebildet (Abb. 2). Die gemischte Kleingruppe besteht aus drei bis vier gewählten Beschäftigten eines Arbeitsbereiches, einem Meister oder Gruppenleiter (entspricht dem Vorgesetzten), einer Sicherheitsfachkraft, dem Betriebsrat, Betriebsarzt und Betriebsleiter. Zusätzlich ist ein externer Moderator anwesend, der den Zirkel leitet.

Verlauf

Abbildung 3: Phasen des Gesundheitszirkels

Phasen	Schritte
I. Vorbereitung	(1) Informationsveranstaltung und Auswahl der Teilnehmer (2) Arbeitsplatzbeobachtung
II. Durchführung	(3) erste Zirkelsitzung (4) zweite bis vorletzte Zirkelsitzung (5) letzte Zirkelsitzung (6) Öffentlichkeitsarbeit
III. Präsentation	(7) Präsentation der Ergebnisse - vor der Projektsteuerungsgruppe - vor der Belegschaft

Quelle: eigene Darstellung in Anlehnung an Sochert, 1999, S. 47

Mit Abbildung 3 wird der Verlauf eines GZ veranschaulicht. Er wird in drei Phasen unterteilt, welche sich aus mehreren Unterpunkten (Schritten) zusammensetzen:

Der erste Schritt bei der Planung eines GZ besteht in der Information (1) aller am Projekt beteiligten Personen. Hierbei wird u. a. der Fragebogen zu Arbeitsbelastungen und gesundheitlicher Beschwerden ausgegeben. Da fünf bis sechs Mitarbeiter einen Arbeitsbereich mit bis zu 200 Beschäftigten vertreten sollen, erfolgt die Auswahl sehr sorgfältig unter Aufsicht oder Beteiligung des Betriebsrats. In einem nächsten Schritt erfolgt die Arbeitsplatzbeobachtung (2) durch den Moderator. Durch damit verbundene Gespräche mit Mitarbeitern, in denen offene Fragen beantwortet werden können, wird eine Vertrauensbasis aufgebaut. Darüber hinaus gewinnt der Moderator auf diese Weise einen Einblick in technische und organisatorische Arbeitsabläufe sowie in Belastungsschwerpunkte. Sochert (1999, S. 51) führt hierzu einen „Rundgang mit einem betrieblichen Experten", eine „Sichtung betrieblicher Unterlagen" und „Schichtmitfahrten" als mögliche Vorgehen an. Für die Phase der Vorbereitung wird ein Zeitraum von etwa drei Monaten einkalkuliert.

Im Gegensatz zu den folgenden Einheiten ist die erste Zirkelsitzung (3) stark vorstrukturiert und setzt sich aus mindestens drei Basispunkten zusammen: Zunächst werden in einer *Vorstellungsrunde* Erwartungen und Ziele der Teilnehmer und des Moderators zusammengetragen, dann werden die *Regeln für die Zusammenarbeit* vereinbart und im Anschluss erfolgt – basierend auf den Gesundheitsbericht und der Mitarbeiterbefragung - der *Einstieg in die inhaltliche Arbeit*. In der zweiten Zirkelsitzung (4) wird die Problemsammlung aus dem vorangegangenen Treffen fortgesetzt und abgeschlossen. Dazu werden die wahrgenommenen Belastungen anhand ihrer Relevanz aufgelistet und in den bevorstehenden Zirkelsitzungen vertiefend besprochen. Im Anschluss daran erarbeitet der Arbeitskreis Verbesserungsvorschläge. Die letzte Zirkelsitzung (5) beinhaltet ein Resümee der gesammelten Optimierungsmöglichkeiten. An dieser Stelle sollen die Teilnehmer jeden Vorschlag in Hinblick auf Bedeutung und Finanzierung beurteilen. Leitende Fragen hierbei sind: Was bedeutet mir der Vorschlag und wie wichtig ist mir seine Umsetzung? Welcher finanzielle Aufwand ist mit seiner Umsetzung verbunden? Nachdem diese Fragen geklärt sind und eine Reihenfolge der umzusetzenden Lösungsansätze festgelegt ist, folgt die projektbezogene betriebsinterne Öffentlichkeitsarbeit (6). In dieser Phase werden die Gesprächsthemen und Optimierungsvorschläge des GZ dem betroffenen Arbeitsbereich bekannt gemacht, da die Ergebnisse des Arbeitskreises alle Mitarbeiter betreffen. Um alle Beschäftigte zum Mitmachen über die Laufzeit des Projekts zu motivieren, hängen an geeigneten Stellen im Zirkelbereich Plakate und Informationsmaterialien aus. Zudem wird ein kurzgefasstes Protokoll der Sitzungen mit den wesentlichen Ergebnissen für alle Mitarbeiter zugänglich gemacht. Für einen unkomplizierten Austausch der Mitarbeiter des Arbeitsbereiches mit den Zirkelteilnehmern kann darüber hinaus eine Art Briefkasten angebracht werden.

Durch die Präsentation der Ergebnisse (7) in der letzten Phase erhalten die Teilnehmer eine realitätsnahe und authentische Einschätzung der erarbeiteten Lösungsansätze. Außerdem werden Verantwortlichkeiten zugeteilt und der weitere Verfahrensablauf (Umsetzung der Vorschläge) festgelegt. Eine weitere, abschließende Präsentation setzt die Belegschaft des betroffenen Arbeitsbereichs über Umsetzungsvorhaben in Kenntnis und begründet darin auch abgelehnte Wünsche. Diese Maßnahme ist erforderlich, damit jeder Mitarbeiter die getroffenen Entscheidungen nachvollziehen kann. Diese und die vorausgehende Phase nehmen zusammen ebenfalls etwa drei Monate in Anspruch. Die Umsetzung der erarbeiteten Verbesserungsvorschläge wird in den darauffolgenden sechs Monaten angestrebt (vgl. Scheibenpflug, o. J., S. 8).

3.3.2 Zusammenfassender Vergleich mit dem Berliner Modell

Die Grundlage dieser Gegenüberstellung bilden das Handout „Gesundheitszirkel – Berliner Modell" vom 14.05.2010 und der Aufsatz von Horst (2001):

Düsseldorfer Modell	*Berliner Modell*
- bis zu 10 Sitzungen	- bis zu 12 Sitzungen
- 10 bis 12 Teilnehmer in einer hierarchieheterogenen Gruppe (Beschäftigte, Vorgesetzter, Betriebsarzt usw.)	- 10 bis 15 Teilnehmer in einer hierarchiehomogenen Basisgruppe; hierarchieübergreifend in der Umsetzungsphase
→ Lösungsvorschläge können direkt im Zirkel auf ihre Durchführbarkeit überprüft werden	→ Erfahrungsaustausch der Beschäftigten ist ohne Druck durch Vorgesetzte möglich
- verhältnisorientiert (krankheitsverhütende Umgestaltung der äußeren Rahmenbedingungen)	- verhaltensorientiert (Vorbeugung von Krankheiten durch eigenes Verhaltensrepertoire)
→ Ermittlung von gesundheitsbeeinträchtigenden Arbeitsbedingungen	→ Entwicklung von Bewältigungsstrategien in Stresssituationen, Aufhebung von Kommunikationsbarrieren

Ursprung [Düsseldorfer Modell]:	Ursprung [Berliner Modell]:
- 1984 bis 1989	- 1987 bis 1989
- Projekt mit den Thyssen-Stahlwerken	- Projekt mit Werken der Volkswagen AG
- Teilnehmer: 10-12 Mitarbeiter in jeweils einer der 16 Arbeitsgruppen	- Teilnehmer: 15 Meister
- Forschungsgruppe der Universität Düsseldorf unter Leitung von Prof. Dr. W. Slesina	- Projektgruppe des Wissenschaftszentrums für Sozialforschung und der TU Berlin (vgl. Horst 2001)

Gemeinsamkeiten:

- zeitlich befristete Arbeit in Kleingruppen
- meist externer Moderator
- Erarbeitung eines Problemkatalogs
- Beseitigung von Belastungssituationen

Ob sich ein Unternehmen für das Düsseldorfer oder das Berliner Modell entscheidet, ist vom jeweiligen Kontext abhängig. Es tritt häufig auf, dass eine Mischform aus beiden Ansätzen bevorzugt wird.

3.4 Fazit

In Anlehnung an die im Jahr 2004 veröffentlichte systematische Übersicht von Aust und Ducki werden GZ in der Gegenwart teilweise als zweifelhaft angesehen. Der Grund dafür ist nicht das Ausbleiben von profitablen Ergebnissen, sondern der „Mangel an gezielten, methodisch belastbaren Interventionsstudien" (Kramer, Sockoll & Bödeker, 2009, S. 68). Trotz dessen zeigen verfügbare Daten, dass GZ ihre Wirkung nicht verfehlen und „einen erheblichen Beitrag zu ergonomischen, technischen und organisatorischen Verbesserungen im Betrieb leisten" (vgl. ebd.). Dies wird nachweislich anhand gesunkener Krankenstände, erhöhter Arbeitszufriedenheit und reduzierter psychosozialer Stressoren deutlich. Gesundheitszirkel stellen folglich ein bedeutendes Instrument zur aktiven Partizipation der Beschäftigten im Betrieb dar.

4. Schlussbetrachtung und Ausblick

Betriebliche Gesundheitsförderung und der damit verbundene Einsatz von Gesundheitszirkeln sind aus der heutigen Zeit nicht mehr wegzudenken. Mit Hilfe dieses Instruments können einerseits die sozialen Gefüge und andererseits die organisatorische Arbeitsgestaltung in Unternehmen optimiert werden. Die Modelle aus Düsseldorf und Berlin – aber auch eine Mischform beider Ansätze – können zu einer gesundheitsfördernden Arbeit führen und geben Mitarbeitern gleichzeitig die Möglichkeit, sich aktiv in ein Unternehmen einzugliedern.

Um zu verdeutlichen, wie wichtig derartige Maßnahmen für Betriebe in der Zukunft sein werden, möchte ich den demographischen Wandel aus betrieblicher Sicht heranziehen. Die nächsten Jahre werden eine enorme Veränderung der Altersstruktur in den Betrieben und auf dem Arbeitsmarkt mit sich bringen. Die Technologieberatungsstelle beim Deutschen Gewerkschaftsbund NRW e.V. hat auf ihrer zuständigen Internetseite (http://www.demobib.de/bib/index,id,1700.html) unter der Kategorie „Demografischer Wandel in Deutschland - eine Herausforderung für Unternehmen und Beschäftigte" eine Tendenz veröffentlicht. Diese basiert auf Daten des Statistischen Bundesamtes und besagt, dass bereits im Jahr 2015 in Deutschland mehr als jeder dritte Erwerbsfähige älter als 50 Jahre sein wird. „Die Gruppe der 50-bis 64-Jährigen wird bereits bald die ‚Mittelalten' (d.h. die 35-bis 49-Jährigen) als stärkste Gruppe der Erwerbsbevölkerung ablösen. Die Zahl der Erwerbsfähigen im Alter über 50 Jahre wird dann etwa doppelt so groß sein wie die Zahl der 20-bis 29-jährigen, d.h. der ‚jungen' Erwerbsfähigen" (Technologieberatungsstelle beim Deutschen Gewerkschaftsbund NRW e.V., o. J).

Die nachstehende Abbildung zeigt die Entwicklung der Altersstruktur der Erwerbsbevölkerung vom Jahr 2000 bis 2020:

Abbildung 4: Demografische Trends in Unternehmen und auf dem Arbeitsmarkt

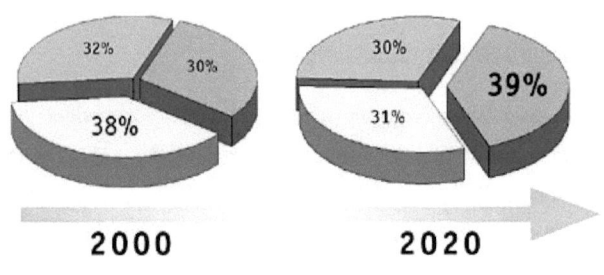

2000 **2020**

Anteil der jeweiligen Altersgruppe an der Erwerbsbevölkerung in %. Quelle: Statistisches Bundesamt

☐ 20- bis 34-jährige ☐ 35- bis 49-jährige ☐ 50- bis 64-jährige

Quelle: http://www.demobib.de/bib/index,id,1700.html

Hinzu kommen Aspekte wie die zunehmende Lebensarbeitszeit der Menschen und veränderte Vorruhestandsregelungen. Damit Unternehmen trotz alternder Belegschaften dem Wettbewerbsdruck standhalten können, sollten Fördermaßnahmen einen wichtigen Stellenwert einnehmen. Meierjürgen und Scherrer (2004, S. 197) sprechen darüber hinaus von einer ambivalenten Arbeitssituation. Diese sei einerseits durch hohe Selbstbestimmung und Handlungsspielräume, andererseits durch Leistungs- und Zeitdruck gekennzeichnet. Abschließend lässt sich festhalten: Der Einsatz von Gesundheitszirkeln und weiteren Instrumenten der BGF unterstützt Unternehmen, die Gesundheit und Leistungsfähigkeit der Mitarbeiter zu steigern und zu erhalten. Dies gilt für Beschäftigte eines jeden Alters, denn, um es erneut mit den Worten Arthur Schopenhauers zu sagen:

„Es gibt 1000 Krankheiten, aber nur eine Gesundheit." (Roschk, o. J.).

6 Literatur- und Quellennachweis

Literaturverzeichnis

Badura, B., Schröder, H. & Vetter, C. (2009). Fehlzeiten Report 2008. Betriebliches Gesundheitsmanagement: Kosten und Nutzen. Heidelberg: Springer Medizin Verlag

Bögemann, H. (2004). Gesundheitsförderung in totalen Institutionen. Oldenburg: Bibliotheks- und Informationssystem der Universität Oldenburg (BIS)

Busch, R. (1996). Unternehmenskultur und Betriebliche Gesundheitsförderung. Berlin: Zentrale Universitätsdruckerei

Göbel, E. & Guthke, B. (1996). Perspektiven in der betrieblichen Gesundheitsförderung. In: Busch, R. (Hrsg.). Unternehmenskultur und Betriebliche Gesundheitsförderung. Berlin: Zentrale Universitätsdruckerei

Hoh, R. & Barz, H. (2005). Weiterbildung und Gesundheit. In: Tippelt, R. (Hrsg.). Handbuch Erwachsenenbildung, Weiterbildung. Unveränderter Nachdruck der 2., überarbeiteten und aktualisierten Auflage 1999. Wiesbaden: VS Verlag für Sozialwissenschaften

Kerkau, K. (1997). Betriebliche Gesundheitsförderung. Faktoren für die Umsetzung des Gesundheitsförderungskonzepts in Unternehmen. G. Conrad, Gamburg: Verlag für Gesundheitsförderung

Kopp, I. (1994). Entwicklung und Erprobung von Gesundheitszirkeln im Programm Arbeit und Technik. In: Westermayer, G. & Bähr, B. (Hrsg.). Betriebliche Gesundheitszirkel. Göttingen: Verlag für angewandte Psychologie

Kramer, I., Sockoll, I. & Bödeker, W. (2009). Kosten und Nutzen von Betrieblichem Gesundheitsmanagement (BGM). In: Badura, B., Schröder, H. & Vetter, C. (Hrsg.). Fehlzeiten Report 2008. Betriebliches Gesundheitsmanagement: Kosten und Nutzen. Heidelberg: Springer Medizin Verlag

Kuhn, D. & Sommer, D. (2004). Betriebliche Gesundheitsförderung. Ausgangspunkte – Widerstände – Wirkungen. Wiesbaden: Betriebswirtschaftlicher Verlag Dr. Th. Gabler/GWV Fachverlage

Müller, R. & Rosenbrock, R. (1998). Betriebliches Gesundheitsmanagement, Arbeitsschutz und Gesundheitsförderung – Bilanz und Perspektiven. Sankt Augustin: Asgard-Verlag

Slesina, W., Beuels, F.-R. & Sochert, R. (1998). Betriebliche Gesundheitsförderung. Entwicklung und Evaluation von Gesundheitszirkeln zur Prävention arbeitsbedingter Erkrankungen. Weinheim/München: Juventa Verlag

Sochert, R. (1999). Gesundheitsbericht und Gesundheitszirkel – Evaluation eines integrierten Konzepts betrieblicher Gesundheitsförderung. Dortmund/Berlin: Wirtschaftsverlag NW

Internetquellen

Bundesvereinigung der Deutschen Arbeitgeberverbände. (2009). Zugriff am 05.07.2010 unter

    http://www.bda-online.de/www/arbeitgeber.nsf/id/DE_Krankenstand?open &Highlight=fehlzeiten

Erdrich, K. (o. J.). Historie: Die Ottawa-Charta. Zugriff am 04.07.2010 unter

    http://gesundheitsmanagement.kenline.de/html/ottawa_charta.htm

Hoh, R. & Barz, H. (2010). Weiterbildung und Gesundheit. In: Tippelt, R. & Hippel, A. (Hrsg.), Handbuch Erwachsenenbildung/Weiterbildung. 4., durchgesehene Auflage [Online-Ausg.]. Wiesbaden: VS Verlag für Sozialwissenschaften | GWV Fachverlage. Zugriff am 14.07.2010 unter

    http://www.springerlink.com/content/u84212/

Horst, E. (2001). Gesundheitszirkel. Zugriff am 14.07.2010 unter

    http://orgentwickler.de/artikel/gesundheitszirkel.html

Jürgen-Scholz, B. (o. J.). Deutsches Netzwerk für Betriebliche Gesundheitsförderung (DNBGF). Zugriff am 12.07.2010 unter http://www.dnbgf.de/index.php?id=157

PowerPoint Präsentation des Österreichischen Netzwerks. (o. J.). Betriebliche Gesundheitsförderung. Zugriff am 04.07.2010 unter http://www.netzwerk-bgf.at

Röhling, I. (o. J.). Ziele des betrieblichen Gesundheitsmanagements. Zugriff am 05.07.2010 unter http://www.insa-roehling.de/gesundheitsmanagement/betrieb_ gf_ziele.htm

Roschk, S. (o. J.). Zitate. Zugriff am 16.07.2010 unter http://zitate.net/zitate/suche.html?query=gesundheit&page=2

Rudow, B. (2004). Das gesunde Unternehmen – Gesundheitsmanagement. Arbeitsschutz. Personalpflege. München: Oldenbourg Wissenschaftsverlag. Zugriff am 15.07.2010 unter http://books.google.de/books?id=GjUwD3FD-MQC&pg=PA327&lpg=PA327&dq=Rudow,+B.:+Das+gesunde+Unterneh men+%E2%80%93+Gesundheitsmanagement&source=bl&ots=8A091EZ DI7&sig=miXuvluiUbVgI2gPOzXgtkLjDWQ&hl=de&ei=UDI2TPDwH9iHOM iZ0KEE&sa=X&oi=book_result&ct=result&resnum=1&ved=0CBYQ6AEwA A#

Schopenhauer, A. (o. J.). Aphorismen zur Lebensweisheit II. Zugriff am 03.07.2010 unter http://www.gutzitiert.de/zitat_autor_arthur_schopenhauer_thema_gesundh eit_ zitat_10048.html

Scheibenpflug, K. (o. J.). Handbuch Gesundheitszirkel. Zugriff am 16.07.2010 unter http://www.equal-aeiou.at/Upload/M1_Handbuch_Gesundheitszirkel_Sep2005.pdf

Technologieberatungsstelle beim Deutschen Gewerkschaftsbund NRW e.V. (o. J.). Demografischer Wandel in Deutschland - eine Herausforderung für Unternehmen und Beschäftigte. Zugriff am 16.07.2010 unter

> http://www.demobib.de/bib/index,id,1700.html

The European Network For Workplace Health Promotion (ENWHP) (2007). Luxemburger Deklaration zur betrieblichen Gesundheitsförderung in der Europäischen Union. Zugriff am 05.07.2010 unter

> http://www.netzwerk-unternehmen-fuer-gesundheit.de/fileadmin/rs-dokumente/dateien/Luxemburger_Deklaration_22_okt07.pdf

Weinschenk, R. (o. J.). Beratung und nachhaltiges soziales Management. Betriebliche Gesundheitsförderung. Zugriff am 04.07.2010 unter

> http://www.berater-bem.de/befoerderungswerke/index.html